haaatschi   -

„g'sundheit"

Anschrift des Verfassers:
Dr. Karl Vlaschitz
A-2443 Leithaprodersdorf
e-mail: **karl.vla@gmx.at**

Dieses Buch widme ich allen meinen Patienten

Ein besonderer Dank gilt meiner Familie, die mich tatkräftigst motiviert und unterstützt hat.

Juli 2000
Alle Rechte liegen beim Autor
Herstellung: Libri Books on Demand
ISBN 3-8311-0508-1

Inhalt

Vorwort

Fast unübersehbar ist schon die Reihe medizinischer Ratgeber in den Regalen der Buchhandlungen. Das Angebot reicht von kurzgefaßten Broschüren bis hin zum ausführlichen "Doktorbuch". Nur allzu oft werden die Leser aber mit unnötigem Fachwissen bombardiert und sind am Ende doch nur verunsichert. Der gute Rat bleibt meist ungenützt. Immer wieder muß ich erleben, wie Menschen, die erkrankt sind und bereits einen Ratgeber ausführlich studiert haben, mit einer fixen Diagnose und einer felsenfesten Therapieforderung zu mir kommen und dann enttäuscht sind, wenn all das, was sie sich aus dem Buch mühevoll zusammengestellt haben, in der Ordination wie ein Kartenhaus zusammenfällt.

Darum habe ich für dich, lieber Leser, in diesem Büchlein Ratschläge zusammengefaßt, die schon **seit Jahrzehnten erprobt** sind und auf logischen Grundsätzen beruhen. Dieser Ratgeber ist zum schnellen Nachschlagen geeignet, wenn du **Hilfe für banale Erkrankungen**, mit denen du täglich konfrontiert bist, benötigst.
Du mußt nicht lernen Diagnosen zu stellen. Ebenso ist es nicht notwendig irgendwelche komplizierten Untersuchungen durchzuführen. Auch auf den Umgang von Medikamenten wird nur nebenbei eingegangen. Sehr wohl notwendig ist es aber, dass du lernst **mit Krankheitszeichen (=Symptomen) richtig umzugehen, Beschwerden mit einfachen Mitteln zu lindern** und den **richtigen Zeitpunkt für einen Arztbesuch** zu wählen. Das, was du dazu brauchst, hast du immer bei dir: dein **Hirn**, deine **Augen** und **Ohren**, deine **Hände** und ein paar Kleinigkeiten, die du in jedem Haushalt findest.

Ich hoffe die "einfache Medizin" macht dir genau soviel Spaß wie mir.

Der Umgang mit (schwierigen) Ärzten.

Ärzte sind eine sonderbare, aber auch sehr interessante, Art von Menschen. Jeder Arzt für sich ist Individualist, glaubt alles am besten zu wissen und zu können, ist sich aber seiner Grenzen und der der Medizin sehr wohl bewußt. Eine besondere Spezies unter den Ärzten sind die Hausärzte. Sie stehen einerseits an der untersten Stufe der medizinischen Karriereleiter, andererseits wird von ihnen das meiste und breitgefächertste Wissen erwartet. Die Aufgaben des Hausarztes liegen heutzutage nicht nur in der Basismedizin. Er wird nicht nur vor Routineoperationen um Rat gefragt, sondern sollte auch zu komplizierten und seltenen Eingriffen Stellung nehmen. Weiters ist seine Meinung auch zu Umwelt- und Sozialproblemen und vielen anderen, mehr oder weniger gesundheitspolitischen Themen gefragt. Um dieser Erwartung halbwegs gerecht zu werden ist natürlich eine intensive Weiterbildung notwendig, was bei der raschen Entwicklung des Wissenstandes gar nicht so leicht möglich ist. Er sollte ja nebenbei noch arbeiten, sein Wissen nutzen und selbstverständlich für seine Patienten möglichst immer bei der Hand sein.

Ich will dir, lieber Leser, nun einige Tips geben wie du als Patient dafür sorgen kannst, daß ein **konfliktfreies Verhältnis Patient - Arzt** entsteht.
Die Bezeichnung Hausarzt leitet sich nicht nur davon ab, daß der Arzt ins Haus kommt, sondern vor allem daher, daß er von einer **Haus**gemeinschaft (Familie, Lebensgemeinschaft) auserwählt wird, diese zu beraten und zu betreuen. Darunter verstehe ich aber nicht nur ihm den Krankenschein oder die Chipcard zu geben, sondern, was noch viel wichtiger ist, das Vertrauen.
Ich habe es sehr gerne, wenn Patienten Dinge hinterfragen und mündig erscheinen. Dies ist jedoch meist nur bis zu einem

gewissen Punkt möglich, weil ich einem Laien nie und nimmer komplizierte biochemische Vorgänge erklären kann.

Ab einer bestimmten Grenze muß mir der Patient (blind) vertrauen, da ansonsten eine Zusammenarbeit schwer möglich ist.

Nun einige Tips für die Zusammenarbeit:

Vermeide es deinen Hausarzt mit **Diagnosen** zu konfrontieren - **nenne** schlicht und einfach **deine Beschwerden**. Nimm möglichst alle, zumindest aber die wichtigsten, **Befunde** zum Arztbesuch mit. Verwahre diese, am besten griffbereit, in einer Mappe.

Es ist unbedingt notwendig über den bisherigen Verlauf der Erkrankung und alle therapeutischen Versuche (vor allem Medikamente) zu berichten. Wir **Ärzte sind keine Hellseher.**

Dies ist vor allem **bei Kindern** wesentlich. Daher sollte immer die **betreuende Person** (meist die Mutter oder der Vater) beim Arztbesuch dabei sein.

Gibt es Unklarheiten bei den Verordnungen - sofort fragen. Wenn die Anordnungen zu umfangreich sind, laß sie dir aufschreiben, niemand kann sich in kurzer Zeit viele wichtige Dinge auf einmal merken.

Kommst du mit vielen Beschwerden und Fragen zu deinem Hausarzt, so ist es verständlich, daß du dir nicht alle merkst. Schreibe sie ruhig vorher auf einen Zettel auf. Dies senkt die Nervosität.

Merke - dein Arzt beißt nicht.

Gebrauchsanweisung

In diesem Ratgeber wirst du, lieber Leser, sicherlich keine vollständige Liste von Ratschlägen aller Art finden, aber die einfachsten und jederzeit durchführbaren.
Ebenso findest du kaum Hinweise für die Anwendung von Kräutern. Dies würde den Rahmen dieses Buches sprengen. Dazu meine ich, daß die Kräuterheilkunde einem Modetrend unterliegt. Wenn wir nämlich die Berichte entsprechender Medien verfolgen, bemerken wir, daß jedes Jahr andere Kräuter „forciert" werden, die meist gegen fast alle Krankheiten oder Beschwerden helfen sollen.

Die einzelnen Kapitel behandeln keine Diagnosen sondern Krankheitszeichen.

Am Anfang erfolgt jeweils eine kurze **Erklärung des Symptoms mit anatomischen und funktionellen Grundlagen**. Die Kennzeichnung erfolgt mit grauer Schrift.
Diese Erläuterungen sind nicht immer wissenschaftlich einwandfrei, sondern manchmal etwas trivial. Dies ist aber für den Inhalt und die Zielsetzung nicht wesentlich. Wichtig ist, dass das Verständnis erhalten bleibt.

Danach folgen **Tips** und manchmal auch **Tricks**, wie du einem Patienten helfen kannst. Zur besseren Übersicht *sind diese Zeilen kursiv geschrieben.*

- Krankheitszeichen, die eine **ärztliche Begutachtung** notwendig machen, sind <u>unterstrichen und mit einem Punkt markiert.</u>

Zu erwartende **ärztliche Tätigkeiten** und **mögliche Diagnosen** werden danach kurz erwähnt.

7

Meist folgt **am Ende jedes Kapitels** noch eine Stellungnahme meinerseits, was bei Auftreten des jeweiligen Symptoms bei **Kindern** speziell zu beachten ist. Diese ist eingerahmt.

Ich habe **dieses Buch** absichtlich **sehr einfach geschrieben** und mich bemüht **allgemein verständliche Ausdrücke** zu verwenden sowie Fremdwörter möglichst zu vermeiden. Daher hoffe ich, dass es zu keinen Mißverständnissen beim Verstehen und der Durchführung der Ratschläge kommt.

Wie ich schon erwähnt habe, gibt es eine Unzahl von Tips, Ratschlägen, Hausmitteln etc. Ich liste diese hier absichtlich nicht auf, weil jede Therapie für einen Patienten und dessen Erkrankung individuell zu erstellen und am besten zusammen mit dem Hausarzt zu besprechen ist.

Zum Abschluß möchte ich noch betonen, daß ich mich meist nach „schulmedizinischen" Grundsätzen halte. Allerdings fallen für mich alle Heilmethoden, auch die, die heutzutage sehr gerne als alternativ bezeichnet werden, in diesen Bereich. Meine Tips werden dir sicher manchmal altmodisch, manchmal revolutionär, manchmal vielleicht sogar sonderbar erscheinen. Prinzipiell gebe ich jedoch den derzeitigen Stand der Medizin wieder. Doch jeder Arzt hat in gewissen Situationen seine eigene Meinung, und diese kann sehr wohl von der anderer Kollegen abweichen. Ich habe jedoch aus meiner langjährigen Erfahrung als Landarzt die, meiner Meinung nach, einfachsten, wichtigsten und wirksamsten Ratschläge ausgesucht.

Viel Freude und gutes Gelingen.

Das kranke Kind

Kinder unterliegen während einer Erkrankung besonderer Richtlinien. Solange sie sich nur durch Schreien, Weinen und Stöhnen mitteilen können, ist es mitunter auch für den Arzt schwierig eine Diagnose zu erstellen. Dabei braucht man schon sehr viel Gefühl, im besonderen jedoch, die Mithilfe der Mutter, da sie ihr Kind genau kennt und leichter Vermutungen anstellen kann, wo die Probleme liegen. Ältere Kinder können schon recht gut über ihre Beschwerden Auskunft erteilen, wenn man die anfänglich bestehende Barriere aus Angst und Scheu vorsichtig abbaut. Daher ist es sehr wichtig, wie Mutter und/oder Vater dem Arzt gegenübertreten. Unsicherheiten merkt das Kind sofort, fürchtet sich und läßt sich unter Umständen sehr schwer oder gar nicht untersuchen. **Je besser die Beziehung Familie – Hausarzt, desto einfacher sind Untersuchungen durchzuführen, Diagnosen zu stellen und Therapien zu vollenden.**
Kinder benötigen während einer Erkrankung wesentlich mehr **Aufmerksamkeit und Pflege** als Erwachsene.
Ich weiß, dass jede Mutter nur das Beste für ihr Kind will, dennoch sollte sie Bedürfnisse des Kindes, so weit wie möglich, berücksichtigen.

„Diskussionsthemen" sind meistens:

Die Temperatur: Kind: „Mir ist heiß". Mutter: „Deck dich zu – du bist krank".
Besser ist es sich zu überzeugen, ob die Haut wirklich heiß ist, denn dann benötigt das Kind doch Abkühlung und darf sich abdecken.
Kinder mit erhöhter Körpertemperatur sollten möglichst wenig vor dem Bildschirm sitzen. Es ist erwiesen, dass dadurch die Körpertemperatur um bis zu 1 Grad Celsius erhöht werden kann.

<u>Essen und Trinken</u>: Mutter: „Trink nicht so viel – iß etwas Ordentliches".

Kind: „Ich bin durstig – aber nicht hungrig".

Kinder benötigen, besonders wenn sie krank sind und fiebern, sehr viel Flüssigkeit. Diesem Bedürfnis sollst du nachkommen, allerdings mußt du sehr wohl Einfluß darauf nehmen, was dein Kind trinkt. Dein Hausarzt berät dich gerne, welche Art von Flüssigkeit für die gegenwärtige Krankheit am besten ist. Prinzipiell sind Tee, Wasser, Mineralwasser (allerdings kohlensäurearm), ev. gemischt mit Fruchtsäften zu empfehlen.

<u>Medikamente</u>: Kind: „Der Saft schmeckt ganz grauslich-ich mag ihn nicht".

Mutter: „Du mußt ihn aber schlucken".

Jede Medizin schmeckt eigenartig. Die Motivation des Kindes für die Einnahme sollte vor allem mit sehr viel Geduld und Nachsicht erfolgen. Wenn es nicht anders geht, mußt du manchmal auch autoritär einschreiten. Verträgt ein Kind den Geschmack eines Saftes überhaupt nicht, so läßt sicher jeder Hausarzt mit sich reden und verschreibt gerne einen anderen, gleich wirksamen, Saft.

Wie in vielen anderen Lebenssituationen ist **Konsequenz** das wichtigste Hilfsmittel zur Bewältigung der Problematik „das kranke Kind".

Der alte Mensch

Trotz aller Versuche der modernen Wissenschaften ist es der Forschung (noch) nicht gelungen den Alterungsprozeß der menschlichen Zelle zu verlangsamen oder gar aufzuhalten. Unvorstellbar wären die Folgen sollte dies jemals gelingen. Geburt auf Wunsch und nach strikter Planung, ein Leben unter strenger Kontrolle, zeitlich festgelegter Tod auf Befehl.

Doch lassen wir diese Horrorvision beiseite. Wir wissen, dass es infolge der Entwicklung unserer Spitzenmedizin in den nächsten Jahren zu einer massiven **Überalterung der Bevölkerung** kommen wird. Darauf muß sich jeder einzelne von uns einstellen.

Dass Kinder gehegt, gepflegt und versorgt werden, erachten wir als selbstverständlich, aber auch unsere Alten haben ein **Anrecht** darauf in **Achtung und Würde** ihr Lebensende zu erreichen. Das heißt, wir müssen für die Pflege eines alten, kranken Menschen mindestens genausoviel Sorgfalt, Zeit und Geduld aufwenden, wie für ein Kind, wir müssen nicht nur auf Eigenheiten unserer Kinder, sondern auch auf die unserer Alten eingehen – und das ist mitunter gar nicht so leicht.

Individuelle Eigenschaften wie Neid, Großzügigkeit, Eifersucht etc. verstärken sich im Alter, dazu kommen noch körperliche Gebrechlichkeit und auch geistige Abbauerscheinungen, manchmal sogar Erkrankungen des Gehirns, z.B. Morbus Alzheimer.

Ich habe nach langjähriger ärztlicher Praxis den Eindruck gewonnen, dass wir alle die Alterungsprozesse unserer nächsten Angehörigen, und zwar die der Eltern, nicht erkennen wollen oder können. Wir verlangen von ihnen dieselbe Frische, Beweglichkeit und Flexibilität bei ihren körperlichen und geistigen Aktionen wie früher. Wir wundern, manchmal ärgern, uns über Vergeßlichkeit, Fehlreaktionen etc.

Dies alles aber nur bei unseren Eltern. Bei etwas weiter entfernteren Verwandten und Bekannten sind wir weitaus **verständnisvoller und nachsichtiger.**

Nicht nur Fachleute sind gefordert Lösungen bereitzustellen. Jeder einzelne von uns muß sich rechtzeitig mit diesem Problem beschäftigen und für seinen Umkreis realisierbare Vorschläge durchdenken.

Die meisten alten Menschen leiden unter chronischen Erkrankungen, meist Abnützungserscheinungen, ganzer Organkomplexe. Solche Schäden sind ganz individuell bei dem einen stärker, bei dem anderen schwächer ausgeprägt. Dazu kommt noch, dass ältere Menschen infolge Schwächung der Körperabwehr auf Infektionskrankheiten besonders empfindlich und intensiv reagieren.

Ein Zusammentreffen mehrerer Ereignisse hat oft einen massiven Einbruch des Allgemeinzustandes zur Folge, und nicht selten wird dadurch der alte Mensch zum **Pflegefall.**

Folgende Überlegungen sollten wir anstellen, wenn wir ältere Personen im Familienverband haben: Was mache ich bei einem plötzlichen Ereignis wie Schlaganfall, Herzinfarkt o.ä.? Die Krankenhausentlassung erfolgt meistens relativ rasch. Muß ich für einen Heimplatz sorgen? Genügt die Inanspruchnahme der Hauskrankenpflege? Werde ich allein mit dem Problem fertig? Habe ich Personen zur Hand, die mir in bestimmten Situationen helfen können? Wie sieht es mit meinen Räumlichkeiten aus? Sind diese behindertengerecht? Ist das Badezimmer groß genug und gut erreichbar? Diese und noch viele anderen Fragen türmen sich dann oft plötzlich zu einem unüberwindbaren Gebirge. Man kann ja schon vorher ein bißchen darüber nachdenken.

Den Großteil der Fragen kann man sicher zusammen mit dem Hausarzt besprechen und die meisten Probleme auch lösen – du mußt es nur rechtzeitig tun.

Fieber

Das wohl am häufigsten auftretende gesundheitliche "Problem" ist das Fieber. Fieber ist keine Krankheit, sondern ein **Krankheitszeichen** (Symptom) in Form von Temperaturerhöhung unseres Körpers. Es handelt sich also um eine von selbst ablaufende sinnvolle Reaktion unseres Organismus, um Krankheitserreger (Viren, Bakterien), die in den Körper eingedrungen sind, abzuwehren.

Um das Entstehen von Fieber zu verstehen, werde ich nun auf einfache Weise versuchen, die Temperaturregelung im menschlichen Körper zu erklären. Dazu benütze ich den schematischen Vergleich mit einer Heizungsanlage.

Im Körperinnern befindet sich eine Art Thermostat, der die Temperatur auf ca. 37,5 Grad Celsius hält.

Steigt die Körpertemperatur an, so wird mittels der "Radiatoren" versucht Wärme abzugeben. (verstärkte Durchblutung von Armen, Beinen,Haut).Kommt es andererseits zu einem Absinken der Temperatur, wird durch verminderte Durchblutung körperferner Zonen Wärme eingespart. Auf diese Weise gelingt es unserem Organismus, sowohl im Winter bei großer Kälte als auch im Sommer bei großer Hitze, die Temperatur im Körperinneren konstant zu halten.

Bei der Bewertung der Körpertemperatur sollte man sich nach folgenden Richtlinien richten:

Bis 37,5 Grad - normale Temperatur.
Bis 38,5 Grad - erhöhte Temperatur.
Darüber hinaus sprechen wir von Fieber.

Die Messung erfolgt üblicherweise mit einem Fieberthermometer unter der Achsel oder rectal (im After). Bei letzterer Methode muß man 0,5 Grad abziehen. Andere Arten von Meßformen werden ständig entwickelt. (z.B.: im Ohr)

Was passiert, wenn jemand fieberhaft erkrankt?

Unser Immunsystem kann sehr viele Krankheitserreger nur dann wirkungsvoll bekämpfen, wenn die Körpertemperatur erhöht ist. Daher wird im Rahmen einer Infektion vom Temperaturzentrum im Gehirn der "Thermostat" auf eine höhere Temperatur als normal eingestellt.(zB.39,5 Grad) Der Körper muß also erwärmt werden. Diesen Vorgang nennen wir **Auffiebern**. Dabei wird einerseits durch gesteigerten Stoffwechsel und durch Muskelzittern (Schüttelfrost) Wärme erzeugt und andererseits durch verminderte Durchblutung der "Radiatoren" die Wärmeabgabe vermindert. (kalte Hände und Füße)

Ist die Krankheit überstanden, so wird durch die zentrale Steuerung im Gehirn der "Thermostat" wieder auf die ursprüngliche Temperatur eingestellt. Wir nennen diesen Vorgang **Abfiebern**. Dabei wird durch Abgabe von Wärme (verstärkte Durchblutung der "Radiatoren" - Hitzegefühl, heiße Haut, Schwitzen) wieder Normaltemperatur erreicht. Obige Vorgänge können einmalig, auch über mehrere Tage andauernd, auftreten oder sich in mehr oder weniger regelmäßigem Rhythmus wiederholen. Wie man daraus ersehen kann sind Auf- und Abfieber durchaus normale und äußerst notwendige Vorgänge im menschlichen Organismus, die jedoch manchmal zu sehr heftigen Mißempfindungen führen können.

Es stellt sich nun die Frage: Wie kannst du in solchen Situationen dem Leidenden helfen?

*Beim **Auffiebern** sollst du **Wärme von innen** (heiße Getränke) und **außen** (Zudecken, Wärmeflasche) zuführen, um möglichst rasch die vom Körper(Thermostat) angestrebte Temperatur zu* *erreichen. Man kann dadurch die Zeit des, oft als nicht sehr angenehmen, Schüttelfrostes beträchtlich vermindern.*

Vor allem bei Virusinfekten wird die Körpertemperatur oft nur leicht erhöht. (nur bis etwa 38,5 Grad) Für kreislaufstabile Patienten wäre in einem solchen Fall eine Schwitzkur empfehlenswert.

Hier eine von vielen Möglichkeiten:

1) 1/2 - 1 Liter Lindenblütentee trinken
2) Danach ein heißes Bad (ca. 39 Grad) für ca. 10 min.
3) Bevor man aus der Wanne steigt Arme und Beine (wer es aushält den ganzen Körper) kurz kalt abduschen.
4) Den Körper in ein Leintuch wickeln, sich mit einer Wärmeflasche ins Bett legen, mit Decken oder Tuchenten zudecken und 1/2 Stunde schwitzen.
5) Danach kurz abduschen, frisch anziehen und reichlich Flüssigkeit trinken.
Am besten aufgespritzte Fruchtsäfte zu sich nehmen um den Elektrolytverlust auszugleichen.
Diese Schwitzkur kannst Du täglich wiederholen. Auch als Vorbeugung in Grippezeiten ist sie zu empfehlen.

*Beim **Abfiebern** ist es sinnvoll mit **kühlen Getränken** und **kalten Wickeln** die Wärmeabgabe zu beschleunigen. Dabei ist es unwesentlich, ob du dem Wasser Essig beigibst oder nicht. Entscheidend ist vielmehr die behandelte Fläche - d.h. Wadenwickel sind gut, Beinwickel sind besser, ganz tapfere machen kalte Ganzkörperwickel und werden auch rascher gesund. Eine sehr zuverlässige und dauerhafte Fiebersenkung kannst du folgendermaßen erreichen:*
Badewanne mit Wasser füllen, welches 1,5 Grad unter der momentanen Körpertemperatur liegt. (zB: Körpertemp. 39.5 -

Wassertemp. - 38) Der Patient legt sich 10 Minuten in das Wasser.

*Der Einsatz von **fiebersenkenden** (auch homöopathischen) **Medikamenten** ist, wenn überhaupt, nur beim Abfiebern sinnvoll und dann auch nur, wenn zusätzlich Schmerzen oder starkes Unwohlsein vorhanden sind. **Das beste Medikament ist die Bettruhe.***

Leider verursacht das Symptom Fieber immer noch sehr viel Aufregung bis hin zur Hysterie. Ich hoffe, obige Erklärung hilft dir dieses Beschwerdebild nüchterner und ruhiger zu sehen. In einer Zeit der totalen Aufklärung und Information sollte es doch nicht notwendig sein, dass Ärzte mitten in der Nacht wegen eines einzigen Symptoms zu Hausbesuchen gerufen werden. Auch wegen des durchaus „normalen" Schüttelfrostes ist nicht gleich „Alarm" auszulösen, indem man alle umliegenden Notärzte in Bewegung setzt.

<u>Ärztliches Eingreifen ist bei sonst beschwerdefreien Patienten nur dann notwendig, wenn:</u>

- <u>Fieber länger als 3 Tage andauert.</u>
- <u>Beschwerden auftreten (Schmerzen, Husten, Hautausschläge etc.)</u>
- <u>Säuglinge und Kleinkinder, die sich noch nicht ausdrücken können, deutliche Zeichen von Unwohlsein erkennen lassen.</u>
- <u>Kinder zu Fieberkrämpfen neigen.</u>
- <u>Angehörige besonders besorgt sind.</u>
- <u>Chronisch kranke und ältere Personen sollten immer einen Arzt um Rat fragen.</u>
- <u>Sofort zum Arzt gehören Patienten, die Nackensteifigkeit zeigen (wenn aus der Rückenlage der Kopf nicht gehoben werden kann), nicht oder nur schwer ansprechbar sind, Krämpfe auftreten oder wenn zugleich starke Schmerzen angegeben werden.</u>

Was tut der Arzt?

Er fragt nach den Beschwerden, untersucht den Hals, die Ohren, horcht die Lunge und das Herz ab, drückt leicht auf den Bauch. Manchmal wird es sinnvoll sein den Harn zu untersuchen. In den meisten Fällen ist eine Blutuntersuchung nicht notwendig. Ebensowenig Angst mußt du vor einer Injektion haben. Fieber kann man mit Tabletten, Tropfen, Säften und Zäpfchen ausreichend behandeln.

Das fiebernde Kind:

Kinder fiebern sehr rasch, sehr hoch - sind aber schnell wieder gesund. Sie würden obige Ratschläge instinktiv befolgen, wenn wir Erwachsene sie nicht daran hinderten. Solange das Kind auffiebert und sich daher wiederspruchslos zudecken läßt, bist du als Elternteil zufrieden. Doch wehe dein Kind beginnt sich abzudecken, weil ihm heiß wird - schon beginnen die Meinungsverschiedenheiten, die dann meist autoritär, in vielen Fällen zu Ungunsten des Kindes, gelöst werden. Ein anderer Streitpunkt ist die Nahrungsaufnahme während der Erkrankung. Es ist überhaupt nicht bedenklich, wenn dein Kind 2-3 Tage nichts ißt. Sehr wohl bedenklich, ja sogar gefährlich kann es sein, wenn es zu wenig trinkt. Denn, wie du jetzt schon weißt, ist **ausreichende Flüssigkeitszufuhr** bei der Behandlung des Fiebers unerläßlich. Kleinere Kinder fiebern oft nur deswegen, weil sie zu wenig trinken. Der Appetit kommt gegen Ende der Krankheit von selbst.
Fiebernde Kinder sollten im Bett bleiben, und der Arzt sollte zum Hausbesuch gebeten werden. Bei Kleinkindern und Säuglingen, die leicht getragen werden können, ist es durchaus üblich, dass sie in die Ordination gebracht werden.
Mehr als bei Erwachsenen ist die Pflege bei Kindern sicherlich intensiver, anstrengender und mit besonders viel Ruhe

durchzuführen. Vor allem in der Phase des Abfieberns sind sie oft recht lebhaft und wollen beschäftigt werden.

Verkühlung und Grippe

Rinnende Augen und Nasen, quälender Husten, Hals- und Kopfschmerzen, ev. etwas Fieber -
die Zeit der gripalen Infekte ist angebrochen.

Was ist passiert?

Über die Schleimhäute (mittels Tröpfcheninfektion beim Husten und Nießen) sind Viren in unseren Körper eingedrungen. Dieser antwortet mit Temperaturerhöhung und Abwehrreaktion im Bereich der Schleimhäute, was zum Anschwellen derselben führt. Dadurch kommt es zu vermehrter Absonderung von Sekret in Nase und Bronchien. Dies führt zu Nieß- und Hustenreiz. In den ersten Tagen ist dieses Sekret eher wäßrig und von geringer Menge Nach einiger Zeit wird der abgehustete und ausgeschneutzte Schleim dickflüssiger und ausgiebiger. Kopfschmerz, Unwohlsein, Müdigkeit können noch als zusätzliche Symptome auftreten. Bei komplikationslosem Verlauf bist du nach ca. 1 Woche wieder ziemlich beschwerdefrei.

*Sinnvoll ist folgendes Vorgehen: **Bettruhe**, Zufuhr von **Flüssigkeit** (Lindenblütentee), heiße Bäder (39 Grad) mit anschließender kalter Dusche und **Schwitzkur** (siehe Fieber). Am Beginn der Erkrankung kann ein Saunagang durchaus sinnvoll sein, aber nur, wenn du es gewohnt bist. Neben Eingabe von Nasentropfen und Einnahme von abschwellenden Medikamenten (bes. bei Kindern), sind **Inhalationen** mit Kamillentee oder Salzwasser durch Mund und Nase (nur 2-3 Minuten lang, aber dafür öfters) sehr empfehlenswert, da es ansonsten sehr leicht zu Mittelohrentzündungen kommen kann. Bei **trockenem Husten** ist gegen **hustenreizstillende Medikamente**, vor allem abends, nichts einzuwenden. Schleimlösende Hustenmittel sind in ihrer Wirkung sehr umstritten und daher nur in seltenen Fällen notwendig. Wichtiger ist auf jeden Fall die **ausreichende Zufuhr von***

Flüssigkeit, sei es durch trinken oder inhalieren (kein Alkohol!). Warme Brustwickel oder einen "Schmalzfleck" kannst du durchaus anwenden. Diverse Einreibungen halte ich persönlich für wirkungslos und nur belastend für die Haut (Ausschläge). Duftstoffe und ätherische Öle bringen vorübergehend Erleichterung, sollten aber von Patienten, die zu Asthma neigen, und bei Säuglingen nicht verwendet werden (Auslösung von Asthma - Anfällen möglich).

Während der Erkrankung läßt der Appetit nach und es wird meistens weniger gegessen. Dies ist weiter nicht schlimm, da nach Genesung der Gewichtsverlust sehr schnell wieder ausgeglichen wird.

Medikamente sollten nicht wahllos, sondern den Beschwerden angepaßt eingenommen werden.

Aspirin oder Paracetamol sind meistens am besten verträglich und können am Wenigsten schaden.

*Durch "vorbeugende" Einnahme von **Antibiotika** kannst du dir nur schaden. Über eine Therapie mit diesen Medikamenten **entscheidet nur der Arzt.***

Ärztliche Hilfe ist notwendig, wenn

- das Sekret aus Nase oder Mund eine andere Farbe als weiß hat
- Schmerzen im Bereich der Backenknochen, Ohren oder des Brustkorbes auftreten
- Fieber länger als 3 Tage andauert
- erhöhte Temperatur länger als 5 Tage anhält
- quälender Reizhusten auftritt
- die Beschwerden das Allgemeinbefinden sehr stark beeinträchtigen.

Was wird untersucht?

Herz und Lunge werden abgehorcht, Ohren und Rachen werden inspiziert. Weitere Untersuchungen sind nur beim Auftreten zusätzlicher Beschwerden notwendig.

Je kleiner ein Kind desto eher sollten **schleimhautabschwellende Medikamente** verwendet werden um einen ungehinderten Sekretabfluß zu ermöglichen. Durch besonders enge anatomische Verhältnisse im Bereich des Nasen - Rachenraumes kommt es bei Säuglingen und Kleinkindern infolge von Schleimhautschwellungen sehr leicht zum Verschluß der Eustachischen Röhre (Verbindung zwischen Nasen-Rachenraum und Mittelohr), was sehr oft eine **schmerzhafte Mittelohrentzündung** zur Folge hat. (Diese ist daher fast nie davon abhängig, ob das Kind eine Kopfbedeckung trägt oder nicht, sondern ist ein Zeichen dafür, daß ein Schnupfen schon zu lange andauert oder unbehandelt geblieben ist.) Auch die sog. "Polypen" können Ursache für immer wiederkehrende Mittelohrentzündungen sein und müssen in solchen Fällen operativ saniert werden.

Sehr oft (auch bei Erwachsenen) bleibt ein Rest der Verkühlung in den Nasennebenhöhlen (Stirnhöhlen, Kieferhöhlen, Siebbeinzellen) zurück und kann längere Zeit Beschwerden verursachen. Die Behandlung erfolgt über längere Zeit mit Antibiotika und manchmal sind auch eine Punktion der betroffenen Nasennebenhöhle, in seltenen Fällen sogar eine Operation, notwendig.

Grippeimpfung:

Die echte Grippe wird durch Influenza-Viren ausgelöst. Die Symptome sind meistens etwas heftiger als bei einer Verkühlung und dadurch mit erhöhter körperlicher Belastung verbunden.

Die Impfung ist für all jene empfehlenswert, die alt, chronisch krank sind und vor allem für diejenigen, die "keine Zeit" zum auskurieren haben.

Die Impfung hilft allerdings nicht gegen die immer wieder auftretenden grippalen Infekte (Verkühlungen).

Mindestens ebenso wichtig ist die Pneumokokken – Impfung für ältere Personen. Diese Erreger verursachen insbesondere Lungenentzündungen, denen pro Jahr einige hundert Menschen zum Opfer fallen.

Halsschmerzen

Halsschmerzen sind äußerst lästige Krankheitszeichen, die sowohl bei Kindern als auch bei Erwachsenen ganzjährig auftreten können. Bei der Untersuchung des Mund - und Rachenraumes finden sich meist Rötungen der Rachenschleimhaut und/oder der Mandeln. Diese können auch mit weißlichen Belägen oder Eiterherden überzogen sein.

Was passiert?

Krankheitserreger, anfangs meist Viren, manchmal auch Bakterien, sind über die Schleimhaut in die Tiefe eingedrungen, haben sich dort vermehrt und sorgen für die ersten Krankheitszeichen wie Schluckbeschwerden und Kratzen im Hals. Erst im weiteren Verlauf kommt es dann zum Auftreten weiterer Symptome: Für hohes Fieber sorgen Herpes -Viren und bakterielle Infektionen (zB:Scharlach), die Schluckbeschwerden sind manchmal sehr beträchtlich. Zusätzlich sind meistens die Lymphknoten am Hals geschwollen, manchmal diskret, manchmal aber auch sehr deutlich und imposant, sodaß die Halskonturen oft nicht zu erkennen sind. Dazu sind auch Übelkeit und Kopfschmerzen und vor allem bei Kindern immer wieder Bauchschmerzen möglich. Sehr oft liegt aber den Halsschmerzen kein krankhafter Zustand im Hals zu Grunde, sondern sie werden durch Schleim verursacht, der aus den Nasennebenhöhlen entlang der Rachenhinterwand herabrinnt und dort starkes Brennen verursachen kann.

*Anfangs ist es durchaus sinnvoll die Schluckbeschwerden mit Hilfe **kalter Halswickel** zu lindern. Diese sollten nur kurzfristig (je nach Verträglichkeit ca.1-3 min), aber dafür öfter (alle 15 min) angelegt werden. Dauert die Erkrankung **schon einige Tage**, so wird es besser sein, die Heilung mit **warmen Dunstwickeln** zu* *beschleunigen, vor allem dann, wenn die Symptome nicht besonders stark und von eher dahinschleichendem Charakter sind.*

Eine medikamentöse Behandlung mit entzündungshemmenden Medikamenten kann sich bei stärkerem Krankheitsverlauf günstig auswirken. **Penicillin oder andere Antibiotika** *soltelst du* **nur nach ärztlicher Anordnung** *und dann so lange, wie vorgeschrieben einnehmen.* Dies ist deshalb wichtig, da Rachenmandeln äußerlich schon sehr bald gesund aussehen, in der Tiefe aber noch Infektionsherde verborgen sein können. Solche Infektionsherde können unter Umständen nach Monaten oder Jahren zu Schäden innerer Organe führen oder auch Gelenksentzündungen auslösen. Nur der Arzt kann entscheiden, ob die Behandlung beendet werden darf.

Antibiotika helfen nur bei Erkrankungen, die durch **Bakterien** ausgelöst werden, sicher aber nicht bei Virusbefall. Um den richtigen Zeitpunkt einer Medikation zu bestimmen, ist es besser, den Patienten 2 bis 3 mal vom Arzt untersuchen zu lassen als "gleich vorbeugend" Penicillin zu schlucken. Dies wird sehr oft von Patienten verlangt, ist jedoch ein totaler Unsinn. Im Gegenteil – statt einer schnelleren Heilung erreicht man das Entwickeln von Keimen, die auf Antibiotika resistent (unempfindlich) werden. Diverse Lutschtabletten und Gurgellösungen bringen meistens keine wesentliche Besserung und zerstören die normale Keimbesiedelung der Mundhöhle.

Der Hausarzt sollte unbedingt aufgesucht werden, wenn

- zugleich Fieber auftritt
- die Beschwerden länger als 3 Tage andauern,
- Herzklopfen, Herzstechen, Gelenksbeschwerden
  oder sonstige beunruhigende Krankheitszeichen zusätzlich auftreten.

Von ärztlicher Seite sind ein Blick in den Hals und eine kurze körperliche Untersuchung zu erwarten. Bei länger andauernden Symptomen oder **Lymphknotenbefall** wird eine Blutuntersuchung notwendig sein.

Kinder klagen relativ oft über Halsweh. Vereiterte Rachenmandeln sind ebenfalls ein häufig auftretendes Ereignis in diesem Alter.
Als Arzt wird man sehr oft mit der Frage einer Mandeloperation konfrontiert. In den ersten Lebensjahren haben die Rachenmandeln eine wichtige Funktion für den Aufbau der Abwehrmechanismen des Organismus. Die Entscheidung über eine Entfernung derselben kann immer nur individuell und in Zusammenarbeit von Eltern, Kinder-, HNO-Facharzt und Hausarzt getroffen werden.

Ohrenschmerzen

Seit Stunden spür` ich`s klopfen,
es schmerzt und tut so weh.
Gib mir doch Ohrentropfen,
damit ich Besserung seh`.

Vor allem Kinder sind das Hauptpatientengut mit diesen Beschwerden. An der Art der Schmerzen kannst du selbst sehr schwer unterscheiden, ob die Ursache im Bereich des Mittelohres oder weiter außerhalb im Gehörgang liegt. Eine ärztliche Begutachtung ist daher unumgänglich.

Ich will auf beide Erkrankungsmöglichkeiten kurz eingehen.

1) **Im Bereich des Gehörganges**, vor dem Trommelfell, handelt es sich in den meisten Fällen um Infektionen in Form von kleinen Furunkeln. Das Auftreten häuft sich in der Schwimmsaison der Sommermonate, was darauf schließen läßt, dass die Ursache im häufigen Kontakt mit (chloriertem oder verschmutztem) Wasser zu suchen ist. Dazu kommen noch oberflächliche Verletzungen durch Kratzen bei Juckreiz.
2) Die **Mittelohrentzündung** selbst hat eine ganz andere Grundlage. Fast immer besteht schon seit einigen Tagen ein Schnupfen, der die Schleimhäute im Nasen-Rachenraum anschwellen läßt. Dadurch wird der Druckausgleich durch die Eustachische Röhre (Verbindung zwischen Nasen-Rachen-Raum und Mittelohrraum) behindert. Die Folge ist Unterdruck im Mittelohr mit Ergußbildung. Dies begünstigt wiederum die Vermehrung von Bakterien - die Entzündung nimmt ihren Lauf.

In jedem Fall ist ärztliches Einschreiten notwendig, da nur mittels genauer Untersuchung die exakte Diagnose gestellt werden kann.

Dabei wird mit einem Gerät (Otoskop) schmerzlos in den Gehörgang geschaut. Weitere Untersuchungen sind meist nicht notwendig.

Die Zeit bis dahin kannst du durch Verabreichung von Ohrentropfen überbrücken. **Kein heißes Öl eintropfen.** *Manchmal lindert auch das Auflegen einer Wärmeflasche den Schmerz.*
Als Therapie werden üblicherweise entzündungshemmende und abschwellende Medikamente, sehr oft aber auch Antibiotika verschrieben.

Der **Behandlungserfolg muß** unbedingt bis zur vollständigen Genesung **kontrolliert werden**, da solche Beschwerden dazu neigen, immer wiederzukehren. Hörstörungen können die unangenehme Folge sein.

Manche Kinder, vor allem kleinere, sind nicht in der Lage, ihre Beschwerden klar zu lokalisieren. Daher muß der Arzt schon bei geringstem Verdacht, meist routinemäßig, die Ohren untersuchen.

Die Reinigung der Ohren wird sehr oft übertrieben. **Der Gehörgang sollte nur soweit gereinigt werden, soweit man ihn einsehen kann. Im Inneren zu bohren ist verboten,** denn dort sollte ein gewisser Selbstreinigungsmechanismus zum Tragen kommen. Funktioniert dieser nicht und verstopft sich das Ohr, muß es der Arzt vorsichtig mit Wasser „ausspülen". Bei Leuten mit einem beschädigten Trommelfell ist dies jedoch nicht erlaubt.

Der Bauch

Ich krümm mich hin
Ich krümm mich her
mein Bauch, der plagt mich
allzusehr.
Er zwickt mich hier
er zwickt mich da
wie ich es vorher niemals sah.

Im Bauch befinden sich eine Vielzahl von Organen, die alle, im
Falle einer Erkrankung, Beschwerden verschiedenster Art
auslösen können. Selbst für einen Arzt ist es nicht immer einfach
die auftretenden Symptome eindeutig einem Organ zuzuordnen.
In den folgenden Kapiteln werde ich einige typische
Organsymptome durchbesprechen, wobei es für **Dich** wieder
nicht wichtig ist **Diagnosen zu stellen** , sondern **erste
Maßnahmen** richtig zu **setzen** und den optimalen Zeitpunkt für
einen Arztbesuch zu finden.

<u>Ein Arztbesuch ist notwendig, wenn Bauchschmerzen</u>

- <u>über eine subjektive und individuelle
  Toleranzgrenze   hinausgehen</u>
- <u>mit hohem Fieber und/oder Erbrechen einhergehen</u>
- <u>im rechten Unterbauch lokalisiert sind</u>
- <u>mit schwarzem, blutigem oder (fast) weißem
  Stuhl einhergehen</u>
- <u>plötzlich und sehr stark auftreten – dann aber sofort.</u>

Es ist **sinnvoll** zur ärztlichen Untersuchung einen **Harn
mitzubringen**.

28

Ansonsten kannst Du ruhig abwarten und versuchen die Schmerzen zu lindern.

*Empfehlenswert ist es immer den **Verdauungstrakt ruhigzustellen** , d.h. die Nahrungsmittelzufuhr zu reduzieren. Zwieback, Weißbrot, gekochter Reis, Nudeln, Erdäpfel sind ideal. Dabei ist aber immer auf ausreichende Flüssigkeitszufuhr zu achten (kohlensäurefrei). Du kannst auch versuchen eine Wärmeflasche aufzulegen, aber bitte nicht zu heiß und nicht direkt auf die Haut. Sollte diese nicht toleriert werden - sofort entfernen.*

Der Arzt drückt und klopft während der Untersuchung den Bauch ab um sich ein grobes Bild über den Zustand der inneren Organe zu machen. Sehr oft wird zur weiteren Diagnostik eine **Harnuntersuchung** nötig sein. Bei länger andauernden Beschwerden sind auch Blutbefunde und eine **Röntgen- und Ultraschalluntersuchung** durchzuführen.

Kinder mit Bauchweh gehören zum Arzt. Sehr oft sind diffuse Schmerzen im Bauch - sog.Nabelkoliken - psychosomatisch bedingt. Doch ist die Gefahr, je kleiner das Kind ist, sehr groß, dass eine organische Erkrankung übersehen wird. Bei sich wiederholenden Nabelkoliken wirken **verstärkte Zuwendung** und Massieren des Bauches oft Wunder.

Durchfall und Erbrechen

Vor allem in der warmen Jahreszeit kommt es vermehrt zum Auftreten dieser Krankheitszeichen, die überwiegend durch Viren ausgelöst werden. In seltenen Fällen kommen Bakterien, wie z.B. Salmonellen, als Erreger in Frage.

Die Übertragung erfolgt meist durch Wasser oder Nahrungsmittel (Urlaub im Süden). Dabei wird die normale Bakterienbesiedelung im Darm zerstört, die biochemischen Eigenschaften der Magen- und Darmsäfte ändern sich und der Darm schleust seinen Inhalt schneller als es normalerweise der Fall ist durch (krampfartige Schmerzen!), während der Magen seinen Inhalt in die Gegenrichtung hinausbefördert. Der Darm hat zu wenig Zeit das Wasser in den Körper aufzunehmen und der Stuhl ist dadurch sehr flüssig. Manchmal gehen solche Infektionen auch mit Fieber einher.

Die beste Therapie ist sicherlich die **Ruhigstellung der Verdauungsorgane.**
Zur Behandlung einer komplikationslosen Magen-Darminfektion sind meist keine Medikamente notwendig. Die Einhaltung folgender Diät ist empfehlenswert:
   Flüssigkeit: *1 Liter schwarzer Tee + 1 Teelöffel Salz + 4 Teelöffel Zucker + eine pürierte Banane.*
   Bei Erbrechen *sollte dies in* **sehr kleinen Portionen,** *dafür aber ständig (ausreichende Flüssigkeitszufuhr!), erfolgen, damit der Magen nicht überfordert wird. Nach Besserung der Symptome sollte noch ca.3 Tage eine fettfreie,* **kohlenhydratreiche Kost** *(Nudeln, Reis, Erdäpfel) eingehalten werden. Medikamente sind nur bei großem Flüssigkeitsverlust oder unstillbarem Erbrechen notwendig. Unterstützend ist die Anwendung einer Wärmeflasche anzuraten.* **Bei Salmonelleninfektionen verzichtet man möglichst auf Antibiotika,** *da die Krankheit von selbst abheilt. Durch die*

Antibiotikatherapie kann die Rate der Dauerausscheider, das sind Personen, die nach Gesundung weiterhin Salmonellen über den Stuhl ausscheiden und daher ansteckend sind, nicht gesenkt werden. In solchen Fällen helfen nur **strenge hygienische Maßnahmen**.

Arztbesuch ist notwendig bei:

- starkem Flüssigkeitsverlust und zu geringer Flüssigkeitszufuhr - dies ist vor allem bei Kindern und alten Leuten wesentlich (siehe unten)
- hohem Fieber
- heftigen Bauchkrämpfen
- nach einem Aufenthalt in südlichen Ländern.

Der Arzt versucht zu ermitteln, wie sehr dein Allgemeinzustand gestört ist und ob eine medikamentöse Behandlung notwendig und sinnvoll erscheint. Bei **großem Flüssigkeitsverlust** und zu geringer Flüssigkeitszufuhr erhältst du **Infusionen** um das entstandene Defizit auszugleichen. In bedrohlichen Fällen und bei Therapieresistenz kann eine Krankenhauseinweisung erforderlich sein.

Wie schon erwähnt **reagieren Kinder** (und alte Leute) **sehr empfindlich** auf Änderungen des Flüssigkeitshaushalt. In solchen Fällen denkt der Arzt eher an den Einsatz von Medikamenten.

Probleme mit dem Magen?
Ändere deine Lebensweise!

Der **Magen** ist ein sehr **sensibles Organ** unseres Körpers. Nicht nur **Einflüsse wie Ernährung** (Qualität, Quantität, Zusammensetzung, Eßverhalten), sondern auch Faktoren wie **Streß, Ärger, Sorge und Kummer** nehmen Einfluß auf ihn. Nicht zuletzt die hektische Lebensweise der letzten Jahrzehnte war die Ursache dafür, daß sehr viele Menschen über entsprechende Beschwerden klagen. Durch die enge Beziehung zum vegetativen Nervensystem ist der Magen sehr stark den psychischen Vorgängen unterworfen, und es ist daher nicht verwunderlich, wenn sich **seelischer Druck** in Erkrankungen des Magens bemerkbar macht.

Alle diese Faktoren sind ausschlaggebend dafür, dass dieses empfindliche Organ vor allem mit vermehrter Produktion von **Magensäure** reagiert. Die Folgen sind saures Aufstoßen, Sodbrennen, und nach und nach kommt es auch immer wieder zu Druckgefühl und Schmerzen im Oberbauch. Hält so ein Zustand längere Zeit an können sehr leicht **Geschwüre in Magen oder Zwölffingerdarm** entstehen. Zusätzlich ist die Möglichkeit von einer Besiedelung mit einem Keim (Helicobacter pylori) gegeben.

Trotz eines umfangreichen Sortiments an Medikamenten kann es nur dann zu einer **dauerhaften Besserung der Beschwerden** kommen, wenn du deine **Eß- und Lebensgewohnheiten** änderst.

Du mußt:

- *Den Zucker - und Fettanteil in deiner Ernährung minimieren.*
- *Alkohol, Nikotin und Kaffee möglichst streichen.*
- *Nach dem alten Grundsatz vorgehen –*
-

  frühstücke wie ein Kaiser

  speise zu mittag wie ein Edelmann

  esse zu abend wie ein Bettler.

- *Gut kauen - nicht zu große Stücke schlucken.*
- *Auf die richtige Temperatur der Speisen achten.*
- *Deinen Tagesablauf überdenken - für geistige und körperliche Ruhepausen sorgen.*
- *Genug Urlaub machen.*
- *Ausreichend Bewegung und Sport sind unerläßlich.*
- *Entspannungsübungen, wie autogenes Training, Yoga etc. erlernen.*

Arztbesuch dann, wenn:

- Beschwerden obiger Art über mehrere Wochen andauern, auch wenn diese nicht besonders schwerwiegend erscheinen.
- starke Schmerzen und/oder Erbrechen zusätzlich auftreten.
- Der Stuhl sich verändert.

Der Arzt erhebt ausführlich die Krankengeschichte und untersucht den Bauch. Ist er der Meinung, daß deine Störungen harmlos sind, erklärt er dir, wie du dich in der Folge verhalten sollst und verschreibt dir eventuell auch ein Medikament. Besteht aber der Verdacht, daß schon Schäden entstanden sind, so wird eine **Gastroskopie** (Magenspiegelung) mit einem Test auf Helicobacter pylori unumgänglich sein. Ein Magenröntgen wird heutzutage wegen der nicht allzu hohen Aussagekraft nur noch selten durchgeführt.

Die ärztliche Therapie kann in Form von Medikamenten für eine Dauer von 1 bis 2 Wochen, aber auch als Dauertherapie über Monate bis Jahre durchgeführt werden.

Magenerkrankungen obiger Art sind bei Kindern sehr selten. Häufig neigen sie jedoch (vor allem im Rahmen von Infektionen) zum Erbrechen .

Obstipation – Verstopfung

Die Darmträgheit ist eines der häufigsten Beschwerdebilder unserer Zeit. Ursache dafür ist einerseits natürlich eine gewisse Veranlagung, andererseits die Lebensweise in unserer sog. „zivilisierten" Welt.

Folgende Faktoren verursachen dieses Beschwerdebild:

Wir führen nicht genug **Flüssigkeit** zu und wenn, dann in unregelmäßigen Abständen. Dadurch ist ein konstantes Aufquellen und Durchmischen des Stuhles nicht gewährleistet.

Da wir zuwenig **Ballaststoffe** essen wird der Darminhalt zu wenig aufgelockert, fällt in sich zusammen und wird hart.

Unser Tagesablauf wird immer statischer. In den meisten Berufen sind wir an einen Arbeitsplatz gebunden und haben kaum die Möglichkeit uns zu **bewegen**. Ebenso in der Freizeit, die wir in zunehmenden Maße vor dem TV-Gerät anstatt auf der Laufbahn verbringen.
Dazu kommt noch, daß wir sehr oft der Aufforderung unseres Darmes nach Entleerung nicht nachgeben sondern einfach diesen inneren Drang unterdrücken. Machen wir das öfter, so brauchen wir uns nicht zu wundern, wenn unser Darm solche Signale immer seltener und schließlich gar nicht mehr gibt.

Daraus ergibt sich auch schon der therapeutische Ansatz:

- *mehr Flüssigkeit,*

- *mehr Ballaststoffe,*

- *mehr Bewegung.*

*Dazu gibt es noch eine Unzahl von **Hausmitteln und Medikamenten**. Die echten Hausmittel sind alle gefahrlos anzuwenden und basieren auf vermehrter Flüssigkeits- und Ballaststoffzufuhr. Anders ist das bei Abführmitteln aus der Apotheke. Da sehr viele dieser Medikamente rezeptfrei zu kaufen sind, werden der **falschen Anwendung** und dem **Mißbrauch** Tür und Tor geöffnet. Dies kommt natürlich unserer Bequemlichkeit sehr entgegen, mit möglichst geringem Einsatz möglichst viel (im wahrsten Sinne des Wortes) zu erreichen. Daher ist es sinnvoll bei Auftreten von Stuhlunregelmäßigkeiten nicht allzu lange selbst „herumzuprobieren" , sondern baldigst das Problem dem Hausarzt vorzutragen.*

*Zusätzlich zu diesen Maßnahmen kann es günstig sein **Stuhltraining** zu betreiben, d.h. täglich zur selben Zeit in Ruhe und entspannt das WC aufsuchen und einige Zeit dort verbringen, ohne allerdings starken Druck auszuüben. Mit der Zeit wird sich der Darm wieder seiner Aufgaben besinnen und für selbständige Aktivität sorgen. Sehr gute Erfolge sind auch mit **Akupunktur** zu erreichen.*

<u>Ein Arztbesuch ist erforderlich:</u>

- <u>bei Schmerzen,</u>
- <u>bei plötzlich auftretender Verstopfung und sonst normaler Verdauug.</u>

- bei Wechsel von Verstopfung und
  Durchfall.

Zuerst wird der Arzt in einem Gespräch versuchen den Schweregrad der Beschwerden abzuschätzen und eine körperliche Untersuchung durchführen. Zusätzlich erfolgt eine **Testserie auf Blut im Stuhl**. Manchmal sind ein **Darmröntgen** und eine **Darmspiegelung** erforderlich. Chronische Obstipation hat des Öfteren Tumorbildung zur Folge.

Prinzipiell ist die **Häufigkeit** des Stuhlganges eines Menschen individuell **sehr unterschiedlich**. Je nach Veranlagung sind 3 x täglich aber auch 2 x wöchentlich durchaus normale Frequenzen, solange eine Regelmäßigkeit gegeben ist und das Wohlbefinden nicht gestört wird.

In der hausärztlichen Praxis werde ich immer wieder mit älteren Leuten konfrontiert, die durch die langsam abnehmende Frequenz der Stuhlgänge sehr beunruhigt sind. Diese Menschen sind oft so stark auf diese Körperfunktion fixiert, dass sie kaum noch für andere Lebensinhalte Interesse zeigen.

Auch bei Kindern kann dieses lästige Krankheitsbild auftreten. In solchen Fällen muß gehandelt werden, damit die Darmträgheit nicht zur Gewohnheit wird. Je eher wir dieses Problem angehen, umso besser.

Immer wieder stecken seelische Probleme hinter dieser Symptomatik.

Blähungen

Warum rülpset und pforzet ihr nicht,
hat es euch nicht geschmacket?

Dieser Ausspruch aus einem früheren Jahrhundert bestätigt uns, dass Blähungen nicht nur eine Zivilisationserscheinung sind. Luft im Magen - Darm - Trakt ist normal, zuviel Luft ist unangenehm, mitunter sogar schmerzhaft, vor allem dann, wenn wir diese Gase nicht loswerden können, wollen oder dürfen.

Wir wissen, dass bestimmte Nahrungsmittel wie Zwiebel, Kohlgemüse, frisches Brot, Hülsenfrüchte etc. je nach genossener Menge und je nach persönlicher Veranlagung für mehr oder weniger starke Luftansammlung in Magen oder Darm sorgen. Gehen diese Gase nach einiger Zeit nach unten oder oben, mehr oder weniger lautstark und unter verschieden starker Geruchsbelastung wieder ab, so werden sie dir kaum Beschwerden verursachen. Kommen *jedoch Bewegungsmangel und Darmträgheit als Risikofaktoren* dazu, so ist der Abgang der Luft mitunter so verlangsamt, dass es zu beträchtlichen Stauungen im Darm und damit auch zu Schmerzen kommen kann.

*Obwohl du dazu neigst dich hinzulegen, weil das Krankheitsgefühl mitunter nicht unbeträchtlich ist, wäre es trotzdem **besser Bewegung** zu machen.*
Ein flotter Spaziergang oder ein Lauf um den Häuserblock führen, oft schon während der Tätigkeit, zum ersehnten Luftabgang und du fühlst dich gleich wohler. Erfahrungsgemäß bringt eine Wärmeflasche meistens eine Verschlechterung der Beschwerden.

Treten solche Zustände öfter auf, solltest du mit deinem Arzt deine
Eß- und Lebensgewohnheiten *besprechen.*

Unbedingter Arztbesuch ist notwendig:

- bei starken Krämpfen,
- zusätzlichen Beschwerden
  (Fieber, Erbrechen, Verstopfung)

Bei immer wiederkehrenden Schmerzen wird es zum Ausschluß einer organischen Erkrankung notwendig sein eine **Durchuntersuchung der Bauchorgane** zu veranlassen.

Säuglinge und auch größere Kinder leiden sehr oft unter Blähungen, meist infolge falscher Ernährung. Bei Babys gibt sich dies in der Regel innerhalb des 1. Lebensjahres. Klein- und Schulkinder sollten zu **mehr Bewegung** angehalten werden.

Parasitenbefall

„Mama, ich kann nicht schlafen, mein Popo juckt."
Eben dieser Juckreiz, meistens zusammen mit Rötung in der Aftergegend, besonders abends im Bett, und unruhige Nächte – wir Eltern kennen das. Bei solchen Symptomen müssen wir immer an Wurmbefall denken.

Der Grund liegt, vor allem bei Kindern, in Hygienefehlern, die wir trotz aller Konsequenz nie ganz ausmerzen können. Üblicherweise sind **Fadenwürmer**, deren Eier von Haustieren entweder direkt oder über den Umweg Sandhaufen auf unsere Kleinsten übertragen werden, die Ursache dafür. Unter den Nägeln setzen sich die Eier fest und warten darauf beim Essen oder Abschlecken der Finger (die „Pfoten" unserer Kleinsten sind ja so süß) in den Darm des Menschen zu gelangen. Dort schlüpfen die Würmer und vermehren sich. Abends kriechen die Weibchen aus dem Darm, legen ihre Eier im Bereich des After ab und kriechen zurück. Dies empfinden die Kinder als Juckreiz, kratzen und bringen damit die Eier erneut unter die Nägel um sie später wieder mit dem Essen zu schlucken.
Durch das häufige Kratzen entstehen Hautausschläge in der Afterregion.

Die Vorbeugung ist die beste Therapie – Haustiere sollten regelmäßig entwurmt werden, die Hände nicht nur gewaschen, sondern auch die Fingernägel gebürstet werden. Trotzdem kann man bei kleinen Kindern den Wurmbefall nicht verhindern.

Letztendlich liegt es beim Arzt ob und welche Therapie notwendig und zielführend ist.

Ärztlicherseits sind keine wesentlichen Untersuchungen notwendig. Die Symptomatik spricht für sich. In unklaren Fällen kann man Wurmeier im Stuhl nachweisen. Dies dauert jedoch einige Tage. Während dieser Zeit ist die Wurmtherapie schon durchgeführt und der Patient beschwerdefrei. Ein zweiter Therapieversuch nach ca. 6 Wochen ist durchaus sinnvoll.

Bei immer wiederkehrendem Befall ist es gut, gemeinsam mit dem Hausarzt, das Problem zu besprechen. Diätätisch kann Wurmbefall angeblich durch vermehrte Zufuhr von Knoblauch und Karotten sowie durch verminderte Zufuhr von Süßigkeiten positiv beeinflußt werden.

Flöhe sind äußerst lästige Gesellen, die normalerweise Hund und Katze als Wirt bevorzugen, jedoch in den letzten Jahren immer öfter auch den Menschen als „Blutspender" nicht verachten. Häßliche, stark juckende, bläuliche Flecken, meist an den Unterschenkeln, sind die Folge von Flohbissen. Das kommt daher, daß der Floh, nicht wie andere Parasiten, den Menschen „bewohnt", sondern nur zum Zweck der Nahrungsaufnahme auf ihn aufspringt (meistens vom Boden aus). Daher ist die Beinregion am Häufigsten betroffen.

Und wieder müssen wir das Übel an der Wurzel packen. Regelmäßiges „Entflohen" von Hund und Katze sind Grundvoraussetzung dafür. Häufiges intensives Staubsaugen erhöht die Chance, die Flöhe aus Teppichen, Bodenritzen und Polstermöbeln zu entfernen.

<u>Ärztlicher Rat ist eigentlich nur wegen der häßlichen Flecken gefragt, die kaum auf Therapie ansprechen und sehr lange zu sehen sind.</u>

Kopfschmerz

Vom einfachen gripalen Infekt bis zum komplizierten bösartigen Hirntumor gibt es unzählige Krankheitsbilder, mit denen das Symptom Kopfschmerz vergesellschaftet ist.

Genauso vielfältig wie die Ursachen sind auch die Vorgänge, die sich im Kopfbereich dabei abspielen. Diese reichen von Entzündungen über Verletzungen und Verspannungen bis hin zur Hirndrucksymptomatik.

Wegen dieser Vielfältigkeit besteht natürlich eine große Unsicherheit, wie man selbst zur Linderung beitragen kann.

Ich mache folgenden Vorschlag:
Kopfschmerzen, die ohne sonstige Symptome oder im Rahmen eines beginnenden gripalen Infektes mäßig stark auftreten, können ohne Zögern mit Hausmitteln, wie z.B.:kalte Kompressen am Kopf, Bettruhe, Akupressur o.ä., anbehandelt werden. Auch ist eine kurzzeitige Eigenbehandlung mit Medikamenten der Gruppe Aspirin oder Paracetamol durchaus sinnvoll. Chronische Kopfschmerzen ohne organischen Befund sprechen oft sehr gut auf Akupunktur an.

Eine sofortige ärztliche Begutachtung ist notwendig, wenn

- plötzlich starke Kopfschmerzen auftreten, die länger als 3 min. dauern,
- Übelkeit und Erbrechen dazukommen,
- hohes Fieber festzustellen ist,
- Sehstörungen oder Lähmungserscheinungen auftreten,
- Bewußtseinsstörungen oder
- irgendwelche andere Symptome zusätzlich vorliegen, die den Allgemeinzustand verschlechtern.

Bei schon länger andauernden Beschwerden chronischer Art kann mit dem Arztbesuch durchaus zugewartet werden.

Die **ärztliche Untersuchung** beginnt mit einer **Blutdruckmessung** und einigen **neurologischen Tests**. Bei chronischen Schmerzen ist die Erhebung von Zusatzbefunden, wie **Röntgen, EEG** (schmerzlose Hirnstrommessung), **Blutbefunden**, sowie **fachärztlichen Begutachtungen bei Augen-, HNO- und Nervenarzt notwendig**. **Nicht selten** sind Kopfschmerzen aber nicht Ausdruck einer organischen Erkrankung sondern haben **seelischen Ursprung**.
In allen Fällen kann man mit einer Therapie erst nach genauer Diagnostik beginnen. Man braucht mitunter auch ein bißchen Geduld bis sich der Erfolg einstellt.

Auch Kinder können unter Kopfschmerzen leiden. Die häufigsten Ursachen dafür sind: Mittelohrentzündungen, Nasennebenhöhlenentzündungen, niedriger Blutdruck aber auch Unfälle, die von Erwachsenen nicht beobachtet wurden und von den Kindern selbst nicht angegeben werden, sowie psychosomatische Störungen. Den Kopfschmerz bei Kindern solltest du auf keinen Fall länger als einen Tag selbst behandeln.

Der Brustschmerz

Da wir durch die Medien mit Gesundheitsinformation förmlich bombardiert werden, weiß heute schon ein jeder, daß plötzlich auftretende Schmerzen in der Brust prinzipiell einmal als gefährlich eingestuft werden müssen und zwar so lange, bis das Gegenteil bewiesen ist.

<u>Daher solltest du ehebaldigst einen Arzt konsultieren, um Gewißheit darüber zu erhalten, ob es sich um eine, zwar schmerzhafte, aber harmlose Nervenentzündung, oder doch um den gefürchteten Herzinfarkt handelt.</u>

*Egal, welche Ursachen dem Brustschmerz zugrunde liegen - dem Laien stehen als Therapie nur Erste- Hilfe- Maßnahmen zur Verfügung. Am wichtigsten ist die **Ruhigstellung** und die **Beruhigung** des Betroffenen um die, in dieser Phase auftretende, **Angst zu vermindern**.*

Die ärztliche Diagnostik umfaßt neben einer körperlichen Untersuchung sehr oft noch ein EKG und ev. eine Lungenfunktionsprüfung. Steht die Diagnose fest, wird eine entsprechende Therapie eingeleitet und, wenn notwendig, der Transport in das nächste Krankenhaus veranlaßt.

Brustschmerz bei Kindern kommt äußerst selten vor und ist immer ernst zu nehmen. Eine **ärztliche Untersuchung** ist **unbedingt erforderlich**.

Atemnot

Wer war noch nie außer Atem? Hattest du noch nie zu wenig Luft - wenn auch kurzzeitig? Das war sicher alles harmlos und wahrscheinlich nur durch Trainingsmangel bedingt. Aber du kannst dir vorstellen, wie in solch einer Situation Angst entstehen kann, falls solch ein Zustand länger anhält.

Die Ursache dafür liegt meist im Bereich der Atemwege Aber auch andere Organerkrankungen, wie Herzkrankheiten, können dafür verantwortlich sein. Die Diagnose ist jetzt für dich, wie du weißt, nicht wichtig. Denn nun gilt nur eines:

Jede plötzlich auftretende oder sich verschlechternde Atemnot bedarf sofortiger ärztlicher Hilfe.

Bei vielen Erkrankungen tritt die Atemnot nur langsam ein und hält konstant an, ohne das Allgemeinbefinden wesentlich zu beeinflussen. Manche chronisch Kranke sind ihren Mangel an Sauerstoff schon so gewohnt, daß er ihnen kaum noch auffällt.

Trotzdem ist ärztliches Einschreiten notwendig, wenn

- zusätzlich Schmerzen oder Fieber auftreten,
- sich die Haut bläulich verfärbt oder sehr blaß aussieht,
- der Puls über 100/min oder die Atemfrequenz über 20/min. ansteigt,
- Angstgefühle auftreten.

*Bis zum Eintreffen des Arztes ist es sinnvoll **einige hilfreiche Maßnahmen** zu setzen:*

- ***Ruhigstellung** des Patienten, meist wird dieser eine **halbsitzende Stellung** bevorzugen.*
- *Öffnen beengender Kleidungsstücke.*
- *Frischluftzufuhr.*
- ***Beruhigender Zuspruch** (Angst!!)*
- *Etwaige Medikamente, die regelmäßig eingenommen werden, bereithalten und ev.*
  Verabreichen (z.B.: Asthma- Spray).

Der Arzt kann durch das Abhorchen von Herz und Lunge, ev. ergänzt durch einen Lungenfunktionstest, meist rasch den Grund der Atemnot feststellen und die notwendigen therapeutischen Schritte einleiten.

„Mein Kind bellt wie ein Hund"

Besonders nachts kann es vorkommen, dass Kinder, je kleiner desto wahrscheinlicher, plötzlich aus dem Schlaf und voller Gesundheit heraus zu husten beginnen. Dieser Husten ist sehr **trocken, quälend, fast ununterbrochen** und die Eltern bemerken ein **ziehendes Geräusch** während der Einatmungsphase. Du hast das Gefühl, dass dein Kind zuwenig Luft bekommt. Fieber tritt, wenn überhaupt, nur sehr wenig auf. Üblicherweise ist in den letzten Tagen ein leichter Schnupfen zu verzeichnen gewesen.

Durch eine rasch auftretende Infektion im Bereich des, manchmal sehr engen, Kehlkopfes, kommt es zum Anschwellen der

Schleimhäute und dadurch zu Hustenreiz und Atemnot. Meistens sind diese Infektionen durch Viren bedingt.

<u>Dein Kind muß sofort zum Arzt - jedoch **keine Panik**</u>.

*Du darfst dein Kind nicht beunruhigen, denn **Weinen und Schreien verschlimmert** die Schwellung der Schleimhäute. **Fenster öffnen**, Luft anfeuchten (keine Luftbefeuchter - eher nasse Tücher) **Heizungen,** auch im Auto auf dem Weg zum Arzt, **abdrehen**.*

Sei bitte nicht überrascht, wenn der Arzt dein Kind überhaupt nicht untersucht. Er will es nicht verängstigen. Die Diagnose kann auf einen „Blick" gestellt werden.

Die Behandlung besteht, je nach Schwere des Zustandsbildes, in der Verordnung von hustenreizstillenden und schleimhautabschwellenden Medikamenten, sehr oft aber auch in einer Kurztherapie mit Cortison in Form von Tabletten oder Injektionen (meistens nicht notwendig). Innerhalb der folgenden 30 - 60 Minuten bessern sich die Beschwerden rasch, und dein Kind schläft den Rest der Nacht ruhig durch.

Keine Angst vor der Verabreichung von **Cortison**. Der Arzt kennt die genaue Dosierung und hält die Dauer der Anwendung so kurz wie möglich.
Wenn du einmal so ein Ereignis miterlebt hast, bist du bei den nächsten Malen schon routiniert und merklich ruhiger, was ausschließlich deinem Kinde zugute kommt. Erleidet ein Kind einmal so einen „Anfall", so besteht hohe Wahrscheinlichkeit auf Wiederholung. Mit zunehmenden Alter werden diese Erkrankungsformen jedoch weniger häufig und verschwinden schließlich ganz.

Brennende Blase – schmerzende Nieren

Darunter verstehen wir Infektionen von Blase und Nieren. Sie sind in überwiegendem Maße durch Bakterien ausgelöst und äußern sich in **häufigem Harndrang, brennen beim Harnlassen, Schmerzen** im Bereich der **Blase** (Unterbauch) und manchmal auch im Bereich der **Nieren**. Dabei kann es auch zu Temperaturerhöhung kommen.

Ursachen eines Harnweginfektes sind meistens aufsteigende bakterielle Infektionen entlang der Harnröhre. Aus anatomischen Gründen – wesentlich kürzere Harnröhre – sind hauptsächlich Frauen betroffen. Immer **wiederkehrenden Harnwegsinfekten** liegt sehr oft eine **Blasenentleerungsstörungen mit Restharnbildung** zu Grunde.

*Als bestes Hausmittel hat sich noch immer die vermehrte Flüssigkeitszufuhr (mind. 2-3 l tgl.) erwiesen um die Harnwege von eventuellen Keimen „freizuspülen". Gegen die, oft heftigen, Beschwerden kann ein **Thermofor** sehr hilfreich sein. Tritt eine Blasentzündung immer wieder nach Geschlechtsverkehr auf, so muß man an eine Schwäche der **Beckenbodenmuskulatur** denken. Neben entsprechenden Übungen zur Stärkung derselben, ist es sinnvoll, nach dem Geschlechtsakt die Blase zu entleeren. Sehr oft kann damit das Auftreten dieser unangenehmen Krankheit verhindert werden.*

Ein Arztbesuch ist dann empfehlenswert, wenn die **Symptome länger** als **einen Tag** bestehen oder es zu **Erhöhung der Körpertemperatur** kommt.

Als Diagnostik genügt meist eine **einfache Harnuntersuchung** mittels Teststreifen. **Bei sich wiederholenden Infektionen** sollte eine **fachärztliche Abklärung** in die Wege geleitet werden. Dabei werden eine **Harnkultur** mit Keimbestimmung, eine **Ultraschalluntersuchung** der Harnwege und, wenn nötig, eine **Blasenspiegelung** sowie ein **Röntgen** der Nieren durchgeführt. Aus den erhobenen Befunden lassen sich eine exakte Diagnose und eine gezielte Therapie ableiten.

Außer bei anatomischen Anomalien kommt es bei Buben fast nie zu Harnwegsinfektionen – daher sind die Ursachen für diese immer abzuklären. Mädchen hingegen sind sehr empfänglich für derartige Krankheiten. Ab und zu ist daher eine Blasenentzündung als „normal" zu betrachten. Wiederholt sich diese aber öfter ist eine entsprechende Durchuntersuchung unbedingt angezeigt, da man an Fehlbildungen der Harnwege oder auch, in seltenen Fällen, an sexuellen Mißbrauch denken muß.

Die Haut

Sie ist unser größtes Organ und unser wichtigster Schutz gegenüber äußere Einflüsse.

Obwohl die **Haut selbst für ihren Schutz sorgt,** indem Hautanhagsdrüsen verschiedene Stoffe absondern, die einen Schutzmantel auf ihr bilden und so einerseits das Eindringen von Krankheitserregern verhindern, andererseits auch den mechanischen Schutz gegen die Umgebung verstärken, müssen wir ihr eine entsprechende Pflege zukommen lassen.
Nicht wenige Menschen schwächen oder zerstören den Schutzmantel der Haut durch gar keine oder durch übertriebene Reinigungsprozeduren.
Immer wieder wird mir die Frage gestellt: **„Wie oft soll ich mich eigentlich waschen?"**
Eine Antwort ist schwer zu finden und muß den individuellen Lebensstil des jeweiligen Fragestellers berücksichtigen.
Für manche Menschen wird es genügen jeden 2.Tag die gesamte Hautoberfläche zu reinigen, für andere wiederum ist dies 2x täglich notwendig. In Zweifelsfällen solltest du nicht nur deine eigene Nase, sondern auch die empfindlicher Mitmenschen um Rat fragen.
Auf jeden fall mußt du darauf achten, dass die Seifen, die du verwendest, nicht zu aggressiv sind, sondern während des Waschvorganges gleichzeitig eine Rückfettung der Haut bewirken.
Ebenso wichtig ist aber auch das Danach – die Pflege mittels Salben und Cremen. **Hände**, die du öfters am Tage wäscht solltest du immer wieder eincremen, deinen **Körper** nach Dusche oder

Bad. **Vergessen** wird meistens auf die **Füße**, die mitunter großen Belastungen ausgesetzt sind und manchmal sehr stiefmütterlich behandelt werden. Die Folge ist eine verdickte, rissige Haut, die brennt oder schmerzt und Nährboden für Pilz- und Bakterieninfektionen ist.

Nicht jeder verträgt alle Cremen oder Salben. Gehörst du zu den empfindlichen Hauttypen laß dich von deinem Hausarzt beraten.

Aber nicht nur die äußere Pflege der Haut ist wichtig. Auch von innen kannst du diese verwöhnen, und zwar durch ausgewogene Ernährung, reichlich Flüssigkeitszufuhr und seelische Ausgeglichenheit, denn längst ist es kein Geheimnis mehr, dass deine Haut der „Spiegel deiner Seele" ist.

Da deine Haut, wie du jetzt gelesen hast, sowohl von außen als auch von innen zum Teil massiven Einflüssen unterworfen ist, brauchst du dich nicht zu wundern, wenn sie irgendwann einmal mit Krankheitszeichen reagiert. Und das geschieht in Form von Ausschlägen. Diese sind oft so vielfältig, dass selbst Spezialisten manchmal mit der Zuordnung Schwierigkeiten haben. Als Begleitsymptome sind mitunter Juckreiz, Brennen, Schmerzen und auch Fieber zu finden.

Ähnlich vielfältig wie die Symptomatik können auch die Krankheitsursachen sein.

<u>Je schneller, dramatischer und mit mehr Begleitsymptomen die Hauterscheinungen auftreten, desto eher mußt du zu einem Arzt gehen.</u>

Eigenbehandlung ist nur dann sinnvoll, wenn starker Juckreiz besteht. Hier eignen sich kalte Umschläge oder Duschen.

Schlafen ist gesund

Leider aber ist der Schlaf bei sehr vielen Menschen gestört. Und wieder stellt sich die Frage: Wie lange sollte ein Mensch schlafen?

Die Antwort lautet erneut: „Dies ist individuell verschieden." Jedoch gibt es Durchschnittswerte. Ein Erwachsener benötigt ca. 6 – 8 Stunden ungestörten Schlaf. Es gibt aber Menschen, die mit deutlich weniger auskommen und am Morgen auch ausgerastet sind. Natürlich gibt es andererseits auch Personen, die beträchtlich mehr an Schlaf benötigen. Auf jeden Fall stimmt die Feststellung, dass wir ca. 1/3 unseres Lebens im Bett verbringen. Daher sollten wir uns diese Zeit so angenehm und bequem wie möglich machen. Sowohl Schlafrhythmus als auch Schlafbedürfnis ändern sich im Laufe eines Lebens. Schlafen Babys fast die ganze Zeit so pendelt sich bei uns Erwachsenen die Schlafdauer auf ca. 8 Stunden ein. Ab dem 5.Lebensjahrzehnt empfinden sehr viele Menschen ein „Mittagsschlaferl" als durchaus erquickend und angenehm. Diese Angewohnheit wird meistens bis ins hohe Alter beibehalten und in seiner Intensität und Dauer verstärkt. Der Nachtschlaf hingegen ist durch eine oder mehrere Unterbrechungen gekennzeichnet, wobei dies sehr oft auf verstärkte Entwässerung nachts und eine verminderte Blasenkapazität durch Inkontinenz zurückzuführen ist.

Es kommt zweifellos ab und zu vor, dass du aus irgendeinem Grund schlecht schläfst oder sogar einmal eine ganze Nacht durchwachst. Um so besser schläfst du dann sicherlich in der Nacht danach.

Als Ursachen für gestörten Schlaf sind sehr oft folgende Gründe zu finden:

Zu wenig Bewegung tagsüber, so dass keine richtige Müdigkeit vorhanden ist.

Spannende und aufregende TV-Filme arbeiten noch lange in unseren Köpfen. Zuviel Bildschirmvergnügen abends (auch Computer) sorgt für unruhige Nächte.

Abends wird allgemein zu viel gegessen und getrunken.

Streit mit Familienmitgliedern oder Freunden

- Treten solche Störungen allerdings gehäuft auf, mußt du unbedingt bald deinen Hausarzt aufsuchen und mit ihm über dein Problem sprechen.
- Zusätzlich sind **hoher Leidensdruck** und Symptome einer **depressiven Stimmungslage** – in solchen Fällen ist eine Aussprache sehr wichtig, da eine echte , behandlungswürdige Depression vorliegen könnte – als Indikation für einen Arztbesuch anzusehen.
- **Schlaflosigkeit ist**, wie Fieber, keine eigenständige Krankheit sondern **ein Krankheitszeichen**.

Der Arzt wird versuchen eventuelle organische Ursachen zu finden. Viele Krankheiten haben die Schlafstörung als Symptom. Bist du jedoch organisch gesund, so mußt du gemeinsam mit deinem Arzt versuchen versteckte seelische Gründe für diese Beschwerden zu entdecken.

Grundsätzlich kannst du als Therapie versuchen, deine Lebensweise zu optimieren, wie es im übernächsten Kapitel dieses Buches beschrieben ist. Dies allein kann schon deine Beschwerden beseitigen oder zumindest lindern.

Ärztlicherseits kann es notwendig sein über kurze, oder auch längere Zeit mit **Medikamenten** zu arbeiten. Bei massiven psychischen Problemen ist eine **Psychotherapie** (Gesprächstherapie) bei einem Fachmann unumgänglich. Schlafstörungen sprechen mitunter sehr gut auf **Akupunktur** an.

Auch **bei Kindern** sehe ich in den letzten Jahre eine **Zunahme dieser Symptomatik**. Vor allem kleinere Kinder schlafen nachts sehr unruhig, schreien auf oder werden munter und wollen nicht erneut einschlafen.

Dies kann 10 bis 15 mal pro Nacht der Fall sein. Du kannst dir natürlich vorstellen wie sehr geschafft Vater und vor allem Mutter am nächsten Tag sind. Wenn dieser Zustand längere Zeit andauert sind negative Auswirkungen auf das gesamte Familienleben zu befürchten. Bei sonst gesunden Kindern findet man auch kein direkte Ursache für diese Schlafstörungen.

Meiner Meinung nach spielen **einige Faktoren** eine Rolle. Das **Kind** selbst ist meistens sehr **extrovertiert und lebhaft** – dadurch bedingt, beschäftigen sich alle Familienmitglieder gerne und oft mit dem neuen Hausbewohner. Dazu kommt noch, dass das Kind durch seine Veranlagung alle **äußeren Einflüsse stärker und** anscheinend **fantasiereicher verarbeitet** als andere Kinder. Dies geschieht des nachts, weil tagsüber keine Zeit dafür ist – es fordert ja ständig Zuwendung und bekommt diese auch.

Folgende Maßnahmen können helfen:

- *Weniger, vor allem abends, direkte Beschäftigung mit dem Kind.*
- *Vermeide es dein Kind auf jedes Ereignis in seiner Umgebung aufmerksam zu machen („Schau – ein Pferd, und dahinter ein blühender Baum – und hier drüben siehst du viele Menschen" etc.). Das Kind muß selbst seine Welt entdecken, antworte auf seine Fragen oder fragenden Blicke. Dein Kind braucht Zeit Gesehenes und Gehörtes zu verarbeiten. Du störst es dabei, wenn du es ständig unterbrichst und auf andere Dinge hinweist.*
- *Ist der Schlaf des Kindes gestört und kommt es in das Bett der Eltern, so dulde es. Wo sonst bekommen Kinder Wärme und Sicherheit – und diese besitzen sie später nur dann, wenn sie diese im Kindesalter bekommen.*

Ich weiß, dass es zu diesem Thema sehr wiedersprüchliche Meinungen gibt, die zweifellos gewissen „Erziehungs-Trends" unterworfen sind. Hier gebe ich meine persönliche Ansicht wieder, zu der ich nach langjähriger Praxis als Arzt und Vater gekommen bin.

Hexenschuß und andere Tücken des Rücken

Das, bei weitem, größte Patientengut in einer Allgemeinpraxis leidet unter Rückenschmerzen. Vom einfachen Hexenschuß (Muskelverspannung) bis zum operationsreifen Bandscheibenvorfall – wir Hausärzte sind täglich damit konfrontiert.

Die **Wirbelsäule**, inklusive der benachbarten Sehnen, Bänder und Muskeln, ist ein sehr **kompliziertes System**, das auch entsprechend **gepflegt und gewartet** werden muß, um Schwierigkeiten zu vermeiden. **Es liegt einzig und allein an uns**, ob wir gut zu ihr sind oder sie schlecht behandeln. Natürlich unterliegt auch die Wirbelsäule, wie jedes andere Organsystem auch, einer gewissen Abnützung im Laufe der Jahre.

Falsch durchgeführte Bewegungsabläufe beim Heben, Bücken, Tragen usw. sorgen für chronische **Fehlbelastung**. Dazu kommen noch Faktoren wie **Kälte, Zugluft, Nässe oder Schwitzen**. Irgendwann tritt dann der, vielen wohlbekannte, Rückenschmerz in Erscheinung. Durch **Trainingsmangel** und einseitige Bewegungsabläufe entstehen sogenannte **muskuläre Dysbalancen**, d.h. gewisse Muskelgruppen werden geschwächt und können ihre Aufgabe nicht mehr optimal erfüllen.

Es gibt sehr viele Möglichkeiten, wie du selbst deine Wirbelsäule positiv beeinflussen kannst.

Vorbeugende Maßnahmen:

Diese sind wichtiger als jede Therapie und können (sollen) jederzeit begonnen werden.

- (Rücken-)**Schwimmen, Langlauf, Gymnastik, Joggen, Radfahren, Inline Skaten und Marschieren** sind Bewegungsformen, die fast alle Muskelgruppen trainieren und, in Absprache mit dem Hausarzt, fast allen Menschen zu empfehlen sind. Erst dieses Training schafft die Vorraussetzung dafür, dass du weniger geeignete Sportarten, wie Tennis, Schilauf, Golf etc., problemlos ausüben kannst.
- Die Kontrolle der **Sitzposition** in Auto und Büro oder bei anderen Tätigkeiten ist von Bedeutung, da dadurch einseitige Belastungen vermieden werden können.
- Ungefähr 1/3 deines Lebens verbringst du im Bett. Beim Kauf von **Matratzen** sollst du daher nicht sparen. Allerdings ist das teuerste Bett nicht unbedingt das beste.
- Die ideale **Kleidung** mußt du an die jeweilige Wetterlage anpassen.
- Wichtige **Entspannungsübungen** für deine Muskulatur sind Techniken wie Yoga und Autogenes Training.

Als Eigentherapie bei Rückenschmerzen haben sich bewährt:

- Vorsichtige Dehnungsübungen
- Viel Bewegung, allerdings innerhalb der Schmerzgrenzen.
- Warme Bäder wirken krampflösend und entspannend.
- Eigen- oder Partnermassagen, die jedoch nicht schmerzhaft sein dürfen.

Sofortiger Arztbesuch ist angezeigt wenn

- du irgendwo am Körper ein Bamstigkeitsgefühl oder ein Einschlafen von Hautregionen bemerkst.
- starker Schmerz oder Bewegungsunfähigkeit auftreten.
- Übelkeit, Kopfschmerzen oder Fieber dazukommen.

Die ärztliche Diagnostik ist heutzutage sehr weitreichend und fast jährlich kommen neue und genauere Untersuchungsmethoden hinzu. Zusammen mit Fachärzten entscheidet dein Hausarzt letztendlich, wann das Untersuchungsergebnis aussagekräftig genug ist, um eine effiziente Therapie einzuleiten.

Bei den **Therapieformen** besitzen wir eine Unzahl von Möglichkeiten. Angefangen von **physiotherapeutischen** Maßnahmen, auch in Form von Kuraufenthalten, über die **medikamentöse** Behandlung mit Tabletten, Injektionen oder Infusionen bis hin zu kostspieligen und diffizilen **Operationen** stehen uns heutzutage verschiedenste Therapieformen zur Verfügung. Bevor man sich jedoch für einen Eingriff entscheidet ist es besser mit Hilfe **heilgymnastischer Techniken**, dabei sind die aktiven Bewegungstherapien den passiven bei weitem überlegen, eine Linderung der Beschwerden auf konservative Art zu erreichen trachten.

Vorsorgen ist besser als heilen

Dieser alte Spruch hat zweifellos seine Richtigkeit. Wir befolgen diesen Rat auch sehr brav und zuverlässig – allerdings nur wenn es unser Auto betrifft. Der jährliche „Pickerl-Test" wird nie versäumt, ansonsten wird das Vehikel aus dem Verkehr gezogen. Da uns Menschen das nicht passieren kann, vergessen wir gerne auf die Vorsorgeuntersuchung oder verschieben sie immer wieder. Anscheinend müssen wir erst durch Bedrohungen unserer Finanzen gezwungen werden rechtzeitig auf unsere Gesundheit zu achten. **Aber nicht nur die „passive Aktion" der Untersuchung ist wichtig – ebenso bedeutend ist das Überdenken unseres Lebensstils und das „Normalisieren" unserer Lebensführung.**

Die Vorsorge durch Änderung unserer Lebensweise beruht auf 3 Pfeilern.

Ernährung – Bewegung – Entspannung

Über jeden dieser 3 Faktoren sind schon unzählige Bücher geschrieben worden. Es ist aber nicht unbedingt notwendig hochwissenschaftliche Bücher akribisch genau durchzustudieren. Darum will ich an dieser Stelle die wichtigsten Richtlinien ganz kurz und praxisnah zusammenfassen.

Ernährung: *Der Hauptanteil unserer Ernährung sollte zu über 50% aus Kohlenhydraten (Reis, Nudeln, Erdäpfel) bestehen.*
Nicht mehr als 30% Fett (möglichst pflanzliches) sind für uns notwendig.
Der Restanteil setzt sich aus Eiweiß, Gemüse und Obst zusammen.
Das heißt: jede Mahlzeit sollte diese prozentuelle Aufteilung erfüllen.
Nur noch ein Wort zum Fett – wir bemerken oft nicht die versteckten Fette in Mehlspeisen, Würsten und Milchprodukten.

Ratgeber über Ernährung geben hier genaue Auskunft.

Bewegung: *In den letzten Jahrzehnten hat sich der Bewegungsumfang pro Tag drastisch reduziert. Wurden früher sämtliche Entfernungen fast durchwegs zu Fuß bewältigt, so werden heutzutage auch kurze Distanzen mit irgendeinem Gefährt zurückgelegt. Fast alle Berufe sind „statisch" geworden. Für beinahe jede Tätigkeit gibt es Maschinen, der Bewegungsaufwand während der Arbeit hat sich minimiert, die Strecken, die während der Arbeitszeit zurückgelegt werden müssen ebenfalls, denn diese kosten Zeit – und Zeit ist Geld.*

Genauso verläuft das Privatleben nach der Arbeit - sitzend vor TV-Gerät oder Computer. Daraus entstanden in den letzten Jahren Krankheitsbilder, die einzig und allein durch Bewegungsmangel bedingt sind. Immer mehr Menschen erkennen dies und befriedigen ihren Bewegungsdrang durch die Ausübung von Sport.

Welche Art von und wieviel Bewegung ist gesund?

Dies ist wiederum individuell sehr verschieden.

Optimal wäre: Täglich 1 Stunde Bewegung an der frischen Luft in Form von: Marschieren, Laufen, Radfahren, Schwimmen, Inlineskaten. Dies sind die „gesündesten" Sportarten. Es sind uns darüber hinaus keine Grenzen gesetzt Sport zu betreiben. Aber auch im normalen Tagesablauf können wir versuchen unser „Bewegungsziel" zu erreichen. Verzicht auf KFZ und Lift – und schon haben wir einige Bewegungsminuten am Konto.

Häufig werde ich mit der Frage konfrontiert: „Ich bin jetzt 40 und möchte etwas für meinen Körper tun – wie soll ich beginnen?"

Wir müssen hier sehr vorsichtig sein und genau unterscheiden, ob du nur etwas mehr Bewegung in dein Leben bringen willst, oder ob du (wieder)beginnst Sport zu treiben.

Im ersten Fall wäre eine ärztliche Begutachtung in Form einer Vorsorgeuntersuchung ausreichend. Zusätzlich würde ich allerdings ein EKG und einen Lungenfunktionstest empfehlen. Aus diesen Ergebnissen kann ich dir schon ein ganz passables „Trainingsprogramm" zusammenstellen.

Hast du allerdings die Absicht eine Sportart ernsthaft auszuüben, so ist eine sportmedizinische Untersuchung mit Erstelllung eines individuell auf dich abgestimmten Trainingsprogrammes unbedingt von Nöten.

Mehr Bewegung hält nicht nur den Körper fit sondern auch den Geist.

Entspannung: Sowohl während der Arbeitszeit als auch im Privatbereich kommen in unserer streßbelasteten Zeit Entspannungsphasen zu kurz. Nur noch sehr wenige Menschen verfügen über die Fähigkeit einige Minuten **einfach nichts zu tun.** Damit meine ich - wirklich nichts. Der menschliche Geist hat die Möglichkeit in wenigen Minuten, manchmal Sekunden, ja sogar Augenblicken, zu regenerieren. Die meisten Menschen haben diese Fähigkeit allerdings verlernt, und wir sorgen auch dafür, dass unsere Kinder diese verlernen. Viele Erwachsene dulden es nicht, wenn ein Kind einfach nur dasitzt und in die Gegend schaut. „Jetzt hat doch das Kind so viel Spielsachen, ein TV-Gerät und einen Computer und sitzt nur so herum und tut nichts." Es entspannt sich! Die meisten von uns müssen es wiedererlernen, und zwar in Kursen wie Yoga, autogenes Training etc. Und damit wir überhaupt erst wieder richtig leben können gehen wir in die Rückenschule, in den Ernährungskurs und so weiter. Zu guter Letzt besuchen wir auch noch die Atemschule, denn atmen können wir anscheinend auch nicht mehr.

Es gibt viele Möglichkeiten regelmäßige Entspannungsphasen in dein tägliches Leben einzubauen. Familie und Kinder sind keine Ausrede. Halte es z.B. wie die Engländer. Täglich nachmittags trifft sich die gesamte Familie zum Tee, Kaffe oder Kakao. Jeder plaudert über seine Tageserlebnisse und Probleme. Natürlich ist dies mit kleineren Kindern anfangs mühsam, doch nach einiger Zeit sind sie dieses Ritual gewöhnt und möchten es nicht mehr missen. Wenn sie dann einmal älter sind nützen sie noch immer *gerne dieses gemeinsame Beisammensein und wir Älteren erfahren sogar von den Pubertierenden, was in Schule und Freizeit so alles passiert. Es gibt noch viele andere ähnliche Möglichkeiten Entspannungsphasen in den Tagesablauf einzubauen. Deinem Erfindergeist sind keine Grenzen gesetzt, du mußt nur wollen.*

Ich bin überzeugt, dass du wesentlich für deine Gesundheit und dein Wohlbefinden beitragen kannst, wenn du Ernährung, Bewegung und Entspannung als die 3 Säulen deiner Lebensweise in den Tagesablauf einbaust.

Ein wichtiger Punkt dieses Kapitels ist die **Impfvorsorge**. Da die Impfempfehlungen ständig geändert und angepaßt werden, ist es nicht sinnvoll, näher auf einzelne Impfungen einzugehen. Dein **Hausarzt ist bestens informiert und berät dich gerne.**

Nach vielen Jahren haben wir uns endlich daran gewöhnt unseren Kindern die notwendigen Impfungen zukommen zu lassen. Je älter die Menschen werden, desto nachlässiger achten sie aber auf ihren Impfschutz. Dabei ist gerade bei älteren Menschen die Immunisierung gegen Infektionskrankheiten besonders wichtig, da das Immunsystem nicht mehr so reaktionsfreudig wie bei jungen Menschen ist.

Viele Menschen sind der Meinung, dass Impfen zu sehr in den normalen Ablauf des Lebens eingreift und den Körper mit zuviel „Chemie" belastet. Das Gegenteil ist der Fall. Gerade Impfen ist eine durch und durch „biologische" Art sich vor Krankheiten zu schützen.

Der Impfstoff erzeugt im Organismus eine abgeschwächte und harmlose Form der betreffenden Infektionskrankheit mit nachfolgender Immunität.

Die moderne Medizin hat in den letzten Jahren **hochgereinigte Impfstoffe** produziert, die **kaum noch Nebenwirkungen** verursachen.

Vor weniger als 100 Jahren waren Infektionskrankheiten die Todesursache Nr.1 und haben die **Lebenserwartung** der damaligen Bevölkerung niedrig gehalten. Erst mit Erfindung der Antibiotika und der Impfstoffe hat uns ein **drastisches Ansteigen** des zu erwartenden Lebensalters ermöglicht.

Impfen schützt!

Kleine Erste Hilfe im Alltag

Im letzten Teil dieses Büchleins gebe ich dir noch einige Tips für den „medizinischen Alltag" mit. Dies ersetzt aber nicht einen ordentlichen **Erste-Hilfe-Kurs,** den jeder Mensch mindestens einmal im Leben, besser noch regelmäßig alle paar Jahre, besuchen sollte. Gerade bei Notfällen ist es sehr wichtig, dass gut ausgebildete Laienhelfer zur Stelle sind und sofort **lebensrettende Maßnahmen** setzen. Natürlich vergißt man Gelerntes und Geübtes aus Kursen sehr rasch, wenn man selbst nicht im Rettungswesen tätig ist. Darum ist das Auffrischen des Wissens immer wieder notwendig.

Hier werde ich für dich einige Ratschläge aus der Ersten Hilfe wiederholen.

Grundregel bei der Eigenbehandlung von Krankheiten:

- **Akute Entzündung** – egal, ob es sich dabei um den ganzen Körper oder nur um einen Körperteil handelt. Vorrangige Symptome sind: plötzlicher, heftiger Beginn, Hitzegefühl, entweder generalisiert oder auf eine Region beschränkt. *Die logische Therapie besteht darin den Wärmeüberschuß abzubauen. Dies geschieht mit Hilfe von kalten Umschlägen, Eisbeutel o.ä.*
- **Chronische Entzündung** – eher schleichender, langsamer Beginn, ev. mit Kältegefühl einhergehend. *In diesen Fällen hat sich die Zufuhr von Wärme bestens bewährt. Dazu verwendest du Wärmeflaschen, heiße Bäder oder Packungen, ev. Sauna oder Dampfbad.*

Mit obiger Empfehlung handelst du meistens richtig (es gibt Ausnahmen) und sie ist in vielen Gebieten der Medizin anwendbar.

Eine kleine Unaufmerksamkeit – und schon ist es passiert. Eine **Schnittwunde** am Finger, die anscheinend sehr stark blutet. Keine Angst – Blut sieht immer nach mehr aus als es wirklich ist. Du kannst ganz leicht die **Blutung zum Stillstand bringen**.

1) *Den Körperteil mit der Wunde möglichst hoch halten.*
2) *Verbandmull auf die Wunde legen und draufdrücken.*
3) *Die Wundauflage mit einer Mullbinde festwickeln.*
4) *Eisbeutel darauf. (Wenn vorhanden)*

Mit diesen Maßnahmen stoptst du fast jede Blutung problemlos. Danach kannst du eine eventuelle ärztliche Begutachtung in Ruhe organisieren.

Wie leicht kommt es im Haushalt zu einer **Verbrennung**. *Die wichtigste Erstversorgung ist die Kühlung der betroffenen Region um den Gewebeschaden möglichst gering zu halten. Dies geschieht idealerweise mit (fließendem) Wasser. Allerdings sollte die **Kühlung** lange genug durchgeführt werden, und zwar so lange, bis die Schmerzen deutlich nachlassen.*

- Erst danach wird der Patient zu einem Arzt gebracht, der die weitere Versorgung übernimmt. Dies gilt natürlich auch bei großflächigen Verbrennungen. Allerdings muß hier der Arzt sofort gerufen werden denn nur er kann dem drohenden Schockzustand vorbeugen.

Haematom – Bluterguß – Prellung

Ein Stoß, ein Schlag, ein Tritt – schon ist es geschehen. Ein häßlicher, schmerzhafter, blauer Fleck breitet sich unter der Haut aus. Jetzt gilt es zu handeln

– und wieder sind Eisbeutel die beste Hilfe. Sie lindern nicht nur den Schmerz sondern halten auch den Bluterguß möglichst klein. Dies gilt auch für Verstauchungen und Knochenbrüche.

Verletzungen im Kopfbereich – ob blutend oder nicht – bedürfen immer ärztlicher Begutachtung. Relativ harmlos erscheinende Unfälle können sehr ernste Folgen nach sich ziehen. Daher ist immer **größte Vorsicht** geboten.

Jetzt noch ein paar Sätze zu **schweren Notfällen**:

Jährlich sterben viele Menschen an unterlassener oder falsch durchgeführter Erster Hilfe.
*Bewußtlose Patienten sind hochgradig gefährdet zu ersticken. Darum ist es ausgesprochen wichtig diese in die sog. **stabile Seitenlage** zu bringen. Diese Tätigkeit, die fast jedes Kind zustande bringt, kann in solchen Fällen lebensrettend sein. Jeder Mensch sollte daran denken und die Durchführung immer wieder üben.*

Erste Hilfe zu leisten ist eigentlich gar nicht so schwer. Ein bißchen Interesse, Wiederholung von einmal Erlerntem und richtiges Engagement sind die notwendigen Hilfsmittel dazu.

Anhang

Über das Sterben

Die logische Folge einer Geburt ist der Tod. Er ist das einzige Sichere, das wir von unserem Leben wissen. Was wir nicht wissen ist, wann er eintritt – und gerade dieses Unwissen ist vielleicht der Grund weshalb wir Angst vor ihm haben, und weshalb wir, auch als Todkranke, immer Hoffnung haben weiterzuleben. Doch sind es nicht unsere körperlichen oder seelischen Leiden die uns helfen den Tod zu akzeptieren oder sogar herbeizusehnen? Muß man erst starke Schmerzen haben um ihn herbeizuwünschen?

Der Umgang der Menschen mit dem Tod hat sich in den letzten Jahrzehnten sehr geändert. Seit Beginn menschlichen Lebens wurde er mit einer gewissen „natürlichen" Einstellung betrachtet und als zum Leben gehörig angenommen. In den letzten 20 Jahren sind wir in allen Bereichen anspruchsvoller geworden, so auch in Sachen Tod. Moderne Forschung und aufsehenerregende Erfolge in der Medizin lassen uns glauben, dass alles machbar sei. Wenn wir in die Medien, egal ob Zeitung oder TV, blicken, bekommen wir den Eindruck, dass ein Sterben ohne technischer oder menschlicher Fehler fast unmöglich ist. Für alle Arten von Krankheiten werden mehr oder weniger seriöse Medikamente angeboten, wir hören von Menschen, die durch Handauflegen oder andere dubiose Handlungen Todkranke heilen. Erleidet man einen Herzinfarkt so ist man selber schuld, weil man nicht rechtzeitig zum angebotenen Herz-Check gegangen ist – ich könnte noch viele Beispiele bringen. Wen wundert es da noch, dass negative Auskunft über Krankheitsverläufe einfach nicht akzeptiert werden und sogar Sterbende von einem Spezialisten zum anderen und von einem Wunderheiler zum anderen geschleppt werden, mit

Medikamenten bombardiert werden, die nicht mehr helfen können und den Leidenden nur mit ihren Nebenwirkungen belasten. Das Leben und somit das Leiden dieser armen Menschen wird mit Infusionen und Magensonden verlängert anstatt mit ihnen in Ruhe den Tod zu erleben und damit ein Sterben in Würde zu ermöglichen.

Immer wieder stand ich in den letzten Jahren vor demselben Problem – ein alter Mensch stirbt nach jahrelangem Siechtum und schon stellen die Angehörigen die Frage: „Wieso so plötzlich?". Was soll ich auf so eine Frage antworten? „Der Tod trat plötzlich ein, aber das Sterben hat schon vor Monaten begonnen, damals, als sein Allgemeinzustand immer schlechter wurde, und hat heute sein Ende gefunden." Manche verstehen es.

Wir Allgemeinmediziner haben zwar nicht die technischen Möglichkeiten um den Sterbezeitpunkt zu terminisieren oder vorauszusagen, allerdings kennen wir unsere Patienten längere Jahre schon so gut, dass wir erkennen, wann der Lebensfunke im Erlöschen ist.

Zu einem mündigen Patienten gehört nicht nur die Fähigkeit mit dem Arzt über Krankheiten, sondern auch über das Sterben zu sprechen.

Wir müssen lernen den Tod als das,was er ist, nämlich als langsames oder plötzliches Ende eines biologischen Vorganges, zu akzeptieren.

Um dieses Ende leichter zu verkraften bedienen sich die meisten Menschen einer Religion, welche in den meisten Fällen ein Leben nach dem Tode verspricht. Im Innersten eines jeden von uns keimt die Hoffnung auf dieses 2. Leben – und das ist gut so, denn sonst wäre unser „erstes" Leben unnötig und nicht lebenswert.